essentials

Annemarie Frick-Salzmann

Denktraining mit geistig behinderten Menschen

Eine Anleitung für Pädagogen und Pflegefachpersonen

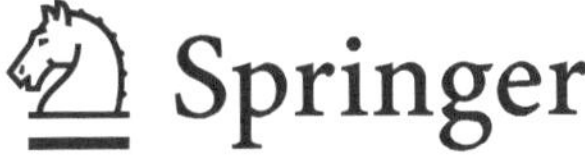 Springer

Annemarie Frick-Salzmann
Gümligen, Schweiz

ISSN 2197-6708 ISSN 2197-6716 (electronic)
essentials
ISBN 978-3-658-28054-3 ISBN 978-3-658-28055-0 (eBook)
https://doi.org/10.1007/978-3-658-28055-0

Die Deutsche Nationalbibliothek verzeichnet diese Publikation in der Deutschen Nationalbibliografie; detaillierte bibliografische Daten sind im Internet über http://dnb.d-nb.de abrufbar.

Springer ist ein Imprint der eingetragenen Gesellschaft Springer Fachmedien Wiesbaden GmbH und ist ein Teil von Springer Nature.
Die Anschrift der Gesellschaft ist: Abraham-Lincoln-Str. 46, 65189 Wiesbaden, Germany

Was sie in diesem *essential* finden können

- Denken können alle Menschen
- Induktive Denkaufgaben nach Karl Joseph Klauer zur geistigen Stimulation
- Beschreibung und Erklärung von Induktiven Denkaufgaben mit Beispielen
- Transfereffekte von Induktiven Denkaufgaben
- Arbeit mit Menschen, die nicht lesen können
- Arbeit mit Menschen die nicht sprechen können
- Farbige Arbeitsblätter mit figuralen und verbalen Aufgaben für die Arbeit online abrufbar

Danksagung

Herzlichen Dank an die Bewohner des Wohnheimes Wabersacker Monika, Rebekka und Sandra, die von Anfang an mein Denkatelier besucht haben und immer mit Freude und Begeisterung mitgemacht haben.

Ich danke auch den Professoren Dr. Walter Perrig und Dr. Karl Joseph Klauer, die mir die induktiven Denkaufgabe bekannt gemacht haben. Sehr dankbar bin ich ihnen auch für die wertvolle Unterstützung meiner verschiedenen Publikationen.

Annemarie Frick-Salzmann

Inhaltsverzeichnis

Einleitung 1

Seit fünf Jahren arbeite ich in einem der drei Wohnheime der „Berner Stiftung für Menschen mit einer geistigen Behinderung" (http://www.schoen-da.ch). Während diesen fünf Jahren habe ich umfassende Unterlagen zusammengestellt.

Als Beistand einer geistigen behinderten Bewohnerin, erkannte ich ihr Bedürfnis nach geistiger Stimulation. Für kognitiv eingeschränkte Bewohner in Heimen eignet sich Gedächtnistraining nicht unbedingt, aber alle Menschen können denken. Folglich begann ich mit induktiven Denkaufgaben (nach Karl J. Klauer) mit Erfolg zu arbeiten.

In diesen Wohnheimen, wie auch in anderen gut geführten Wohnheimen, werden die Bewohner optimal betreut. Sie haben die Gelegenheit in verschiedenen Ateliers[1] (Textilatelier, Tonatelier, Malatelier usw.) zu arbeiten. Die Beschäftigungen in diesen Ateliers sind äußerst beliebt.

In Anlehnung an diese Beschäftigungsateliers nannte ich mein Denktraining „Denkatelier". Der Name Denkatelier® ist beim „Eidgenössischen Institut für Geistiges Eigentum" registriert, Marken Nr. 664723 – Denkatelier, publiziert im Swissreg am 09.10.2014.

Meine Erfahrung zeigt, dass die Bewohner vom Wohnheim Wabersacker sehr gerne das Denkatelier besuchen, sie „dürsten" quasi nach der geistigen Stimulierung, sind hoch motiviert und stolz, dass sie daran teilnehmen können. Das „Denktraining mit geistig behinderten Menschen" ist ein Konzept, das ich erarbeitet habe und das ich gerne weitergeben möchte. Damit wende ich mich an Heilpädagogen, Sozialpädagogen, Pflegefachpersonen und Betreuer. Die Fachpersonen in diesen Wohnheimen arbeiten mit stark beeinträchtigten, geistig

---

[1] „Atelier" (französisch) für Werkstatt oder Produktionsstätte.

© Springer Fachmedien Wiesbaden GmbH, ein Teil von Springer Nature 2020
A. Frick-Salzmann, *Denktraining mit geistig behinderten Menschen,* essentials,
https://doi.org/10.1007/978-3-658-28055-0_1

behinderten erwachsenen Menschen, die intensiv betreut werden müssen und nicht alleine und auch nicht im betreuten Wohnen leben können.

Ich bin überzeugt, dass die Betreuer in diesen Institutionen, welche die Bewohner und ihre unterschiedliche Syndrome kennen, adäquat auf sie eingehen können.

Mit meinen Unterlagen kann jedoch auch mit kognitiv stärkeren Menschen gearbeitet werden. Dazu eignen sich vor allem verbale und numerische Aufgaben.

In der obersten Zeile meiner Arbeitsblätter steht jeweils zu welcher Kategorie (siehe unter Abschn. 3.2) eine Aufgabe gehört und ob sie figural oder verbal ist.

Beispiele von Bezeichnungen:

- Generalisation figural
- Generalisation verbal
- Kreuzklassifikation figural usw.

Die farbigen Arbeitsblätter sind online abrufbar (siehe Hinweis auf dem Buchcover).

Verbale Aufgaben können sehr gut auch von Menschen, die nicht lesen können, gelöst werden. Der Betreuer stellt die Aufgabe mündlich, d. h. er liest sie vor.

Die Arbeit im Denktraining ist auf eine Viertelstunde begrenzt und ist ein Dialogtraining. Menschen mit unterschiedlichen Syndromen geistiger Behinderungen können nicht in Gruppen zusammengefasst werden. Beim Dialogtraining ist die persönliche Zuneigung des Betreuers wichtig; sie motiviert und regt zum konzentrierten Arbeiten an. Bemerkenswert ist, dass auch gelegentliche Besucher die Bewohner nicht ablenken.

Mit den kognitiv sehr eingeschränkten Teilnehmern ist es von Vorteil, die Aufgaben mit konkreten Gegenständen zu gestalten. Arbeitsblätter sind auch möglich, müssen aber farbig sein, das erleichtert die Aufnahme. Es wird auch oft mit Farberkennung gearbeitet.

Viele Fachpersonen kennen die induktiven Denkaufgaben nicht. Gerne vermittle ich in diesem *essential* ihre Vorteile und deren positive Auswirkung.

Die Induktiven Denkaufgaben überzeugen mich sehr und es würde mich freuen, wenn sich weitere Personen damit befassen würden und diese damit vermehrt zum Einsatz kämen.

Annemarie Frick-Salzmann

„Geistige Behinderung" nach ICD-10

2

Die Weltgesundheitsorganisation WHO (Wikipedia o. J.) definiert „Geistige Behinderung" als „Zustand von verzögerter oder unvollständiger Entwicklung der geistigen Fähigkeiten".

Es sind u. a. kognitiven Fähigkeiten. Zusätzlich sind auch Fähigkeiten im sprachlichen, motorischen und sozialen Bereich eingeschränkt.

Zu den kognitiven Fähigkeiten eines Menschen zählen die Fähigkeiten zu lernen, zu planen, zu argumentieren. Einschränkungen in diesem Bereich können auch bedeuten, dass eine Person Schwierigkeiten hat, eine Situation zu analysieren und etwas zu verallgemeinern.

Eine eindeutige und allgemein akzeptierte Definition des Begriffes „geistige Behinderung" ist nicht gegeben. Das Spektrum reicht von leicht behinderten Menschen, die geschult werden können bis zu schwer behinderten Menschen, die nicht sprechen können. Die Vielfalt der Diagnosen ist enorm und unübersichtlich; oft kann eine Diagnose gar nicht gestellt werden.

2.1 Diagnosen und Ursachen

„Geistige Behinderung" ist keine Krankheit, man leidet nicht grundsätzlich an ihr. Es ist in erster Linie eine Beeinträchtigung oder Verlangsamung der intellektuellen Entwicklung. Eine Diagnose allein sagt zudem sehr wenig über die mögliche Entwicklung eines betroffenen Kindes aus (Insieme o. J.) Für den Alltag ist eine Diagnose auch nicht unbedingt relevant, es ist die Persönlichkeit jedes Menschen, die zählt.

Alles, was die Entwicklung des Gehirns beeinträchtigt, kann als Ursache einer geistigen Behinderung gesehen werden. Der Zeitpunkt hierfür kann vor, während oder nach der Geburt liegen und auch noch erst im Kindesalter. Genetische

© Springer Fachmedien Wiesbaden GmbH, ein Teil von Springer Nature 2020
A. Frick-Salzmann, *Denktraining mit geistig behinderten Menschen*, essentials,
https://doi.org/10.1007/978-3-658-28055-0_2

Ursachen, Alkoholkonsum während der Schwangerschaft, Hirnhautentzündung, Sauerstoffmangel während der Geburt oder auch ein Unfall können unter anderem eine geistige Behinderung auslösen. Zu den häufigsten genetischen Ursachen gehört das Down Syndrom.

2.2   Syndrome

Betreuer in Wohnheimen sind erfahrungsgemäß mit unterschiedlichen Syndromen vertraut.

> Die Kenntnis eines Syndroms kann den Zugang zu einem geistig behinderten Menschen erleichtern. Häufig fehlt eine Diagnose. Jedoch Einfühlungsvermögen und Empathie eines Betreuers führen zu einem adäquaten Umgang.

Aus einer fast unabsehbaren Vielzahl folgt hier eine beschränkte Auswahl der häufigsten bekannten Syndrome (Hogenboom 2014; Insieme o. J.).

Die Bandbreite der einzelnen Syndrome ist sehr groß. Stark beeinträchtigte Menschen sind unselbstständig und leben meistens betreut in einem Wohnheim. Trotz Einschränkungen der Intelligenz, reagieren Menschen mit einer geistigen Behinderung äußerst sensibel auf die Atmosphäre um sie herum, vor allem spüren sie sehr gut, wenn Mitmenschen nicht ehrlich sind.

Genetisch bedingte Syndrome
Informationen der Gene können auch nachträglich verändert und der Umwelt angepasst werden. Umwelteinflüsse bestimmen die individuelle Ausstattung immer mit.

- **Down-Syndrom,** auch Trisomie 21 genannt, ist das bekannteste und das am häufigsten auftretende genetisch bedingte Syndrom. Betroffene fallen durch ihr Äußeres auf. Sie können mehr lernen, als erwartet, haben oft einen normalen IQ und erreichen mitunter sogar einen akademischen Grad.
- **Fragiles-X-Syndrom** Es ist das zweithäufigste Syndrom. Der Unterschied zum Down-Syndrom ist: Es tritt in bestimmten Familien auf und ist erblich. Ein charakteristisches Merkmal scheint hier die Überempfindlichkeit zu sein.

Menschen mit Fragilem-X-Syndrom können sich in das Gefühlsleben anderer Menschen hineinversetzen. Bei einer größere Anzahl von Frauen wird die Behinderung nicht erkannt, sie haben einen normalen IQ.

- **Williams-Beuren-Syndrom** Bei 97 % der Betroffenen fehlt ein kleines Stück vom Chromosom 7. Das verursacht eine Störung im Elastin-Gen, welches die Bildung von Bindegewebe beeinträchtigt. Herzfehler können mit der Störung im Elastin-Gen zusammenhängen. Das brüchige Gen sorgt für Lernschwierigkeiten und Hyperaktivität. Zusätzlich können gegen 20 weitere Gene verändert sein.

- **Rett-Syndrom** Das Rett-Syndrom konnte lange Zeit als schwerer und typischer Verlauf nur bei Mädchen beobachtet werden, seit 1999 auch bei Jungen. Normale Entwicklung in den ersten Lebensmonaten. Später Stillstand der Entwicklung, bisher erworbene Fähigkeiten wie Krabbeln, Laufen, Greifen und Sprechen bilden sich zurück. Typische Symptome sind: Stereotype Handbewegungen: Kneten, Waschen, Schlagen, Zupfen, Rupfen.

- **Prader-Willi-Syndrom** Es ist eine vergleichsweise seltene, durch das beschädigte Chromosom 15 des Menschen bedingte Behinderung. Mädchen und Knaben sind gleichermaßen betroffen. Körpermerkmale: klein und übergewichtig, verursacht durch zwanghaftes Hungergefühl, das körperliche Ursachen hat und nicht bewusst regulierbar ist. Helfen können nur strenge Richtlinien und gute Strukturen.

- **Angelman-Syndrom** Wenn nicht das väterliche Chromosom 15, sondern das von der Mutter stammende Chromosom 15, das von der Gen-Deletion (= Verlust eines DNA-Abschnitts, eine Form der Genmutation) betroffenen ist, führt dies zum Angelman-Syndrom. Es geht oft einher mit psychischen und motorischen Entwicklungsverzögerungen, kognitiver Behinderung, Hyperaktivität und einer stark reduzierten Lautsprachentwicklung.

- **Wolf-Hirschhorn-Syndrom** Die seltene angeborene Erbkrankheit, wird durch eine sogenannte strukturelle Chromosomenaberration (Abweichung) am kurzen Arm des Chromosom 4 verursacht Bezeichnend ist ein Minderwuchs, verbunden mit einer extremen Verzögerung der geistigen und körperlichen Entwicklung sowie einer Kombination unterschiedlicher Fehlbildungen.

- **Klinefelter-Syndrom** Es tritt bei Jungen auf, die mit einem X-Chromosom zu viel geboren werden. Im Kindesalter fallen KS-Jungen manchmal durch eine Verhaltensweise auf, die allgemein als autistisches Verhalten bezeichnet wird, jedoch vom Krankheitsbild des Autismus abgegrenzt werden muss.

Während der Schwangerschaft und nach der Geburt erworbene Syndrome

- **Fetales-Alkoholsyndrom** Alkohol kann den Embryo schon in den ersten Schwangerschaftswochen schädigen. Die Leber ist noch nicht imstande, Enzyme zu produzieren, die den Alkohol abbauen.
Folgen: Wachstumsschwierigkeiten und Störungen des Zentralnervensystems, die Entwicklungsprobleme und Verhaltensanomalien verursachen.
- **Folgen von Unfällen, Krankheiten** (z. B. Hirnhautentzündung) **und Sauerstoffmangel** (Zerbralparese).

Syndrome mit ungeklärten und unterschiedlichen Ursachen

- **Rubinstein-Taybi-Syndrom** Dieses Syndrom ist selten. Körperliche Merkmale und ähnliches Verhalten sind bei allen Betroffenen zu beobachten: Weit auseinanderstehende Augen, Nase „herausragend", auffällig breite Daumen und große Zehen – die Betroffenen sind leicht ablenkbar und haben eine verzögerte Sprachentwicklung.
- **Autismus-Spektrum-Störungen (ASS)** Ca. 70 % der Betroffenen sind zusätzlich geistig behindert.

Einführung in das Konzept „Denktraining"

3

Diese Anleitung unterstützt Betreuer in Wohnheimen, die Denk-Anregung für Bewohner anbieten wollen. Das Training ist geistig behinderten Menschen angepasst und eignet sich gut zu ihrer Förderung in mancherlei Hinsicht.

Die Denk-Anregung stimuliert Menschen mit unterschiedlichen Syndromen. Gearbeitet wird mit Menschen

- die lesen und schreiben
- die nicht lesen und schreiben
- die weder lesen, noch schreiben, noch sprechen, aber Anleitungen befolgen können.

Die Aufgaben können/sollten stets dem kognitiven Niveau der Bewohner angepasst werden.

Mit den hier vorgestellten Unterlagen kann auch außerhalb von Wohnheimen gearbeitet werden.

▶ **Zur Arbeit in Wohnheimen** Wenn möglich sollte immer mit Gegenständen gearbeitet werden, wenn Bilder eingesetzt werden, müssen sie farbig sein. Verbale Aufgaben stehen eher im Hintergrund, da viele Bewohner nicht lesen können.

Zusatzmaterial online
Zusätzliche Informationen sind in der Online-Version dieses Kapitel (https://doi.org/10.1007/978-3-658-28055-0_3) enthalten.

3.1　Wahrnehmung über die Sinne

Visuelle, auditive, taktile, olfaktorische und gustatorische Wahrnehmungsübungen fördern Aufmerksamkeit und Konzentration. Neugierde wird geweckt, die Übungen faszinieren und motivieren zum Mitmachen.

▶ **Bitte beachten** Sinneswahrnehmungen sind oft eingeschränkt oder reduziert:
- Sehbehinderungen
- Hörbehinderungen
- Beweglichkeit (Lähmungen)
- Kein oder eingeschränkter Geruchs- und Geschmackssinn

Einige Anregungen:

Tasten
Begreifen heißt verstehen. Dabei spielen unsere Hände eine große Rolle, denn ein wichtiger Teil unserer Gehirntätigkeit ist begriffliches Denken. Der Tastsinn (taktil = den Tastsinn betreffend) ist schon im vorgeburtlichen Stadium eine wesentliche Sinneserfahrung und vielleicht die Grundlage jeder Wahrnehmung.

- *Stoffsäckchen* Die TN greifen mit der Hand in den Sack hinein, ertasten den Gegenstand und benennen ihn.
- *Tastmemory* Holzrondellen oder Kartonkärtchen werden mit unterschiedlichen Stoffen beklebt. Zwei sind immer gleich. Tuch zum Zudecken. Mit beiden Händen unter das Tuch greifen und zwei gleiche Rondellen oder Kärtchen hervornehmen. Binnendifferenzierung: Mit 2 Paaren beginnen, Anzahl kann gesteigert werden.
- *Induktive Denkaufgabe* Verschiedene Gegenstände, die einem Oberbegriff zugeordnet werden können, werden je in ein Säckchen gelegt. Gegenstände ertasten, Oberbegriff nennen. Binnendifferenzierung: Anzahl Gegenstände im Säckchen variieren.
- *Gewicht bestimmen* (Barischer Sinn, das Bar, Maßeinheit für Luftdruck.) Unterschiedlich schwere Säckchen oder andere Behälter werden nach Gewicht geordnet.

Hören

- *Geräusche raten* Der Betreuer erzeugt verschiedene Geräusche: Fenster öffnen, Stuhl rücken, klatschen, Bleistift fallen lassen, Buch zuschlagen usw. Der Bewohner schließt die Augen oder wenn das nicht möglich ist, steht der Betreuer hinter den Bewohner. Wurde das Geräusch erkannt, zeigt der Bewohner entweder auf den Gegenstand (Hand, Bleistift, Stuhl usw.) oder auf ein entsprechendes Bild.
- *Tierlaute, Geräusche, Instrumente usw. erkennen* auf CD mit entsprechenden Bildern (elk Verlag o. J.)
- *Geräuschmemory* Döschen mit verschiedenen Materialien gefüllt, jedes im Doppel. Döschen schütteln und versuchen, die zwei gleichen zu finden.

Riechen

- *Gerüche bestimmen* Döschen, Fläschchen, Säckchen, mit Gewürzen, Essenzen, Duftölen gefüllt. Frische Kräuter und Blumen. Achtung: Unsere Nase ist schon nach wenigen Geruchsempfindungen überfordert, daher nur zwei bis drei Düfte präsentieren.
- *Gerüche zuordnen* Düfte und die entsprechende Bilder dazu. Duft bestimmen und dem Bild zuordnen.
- *Geruchmemory* Behälter mit duftendem Material gefüllt, jeder im Doppel. Zwei gleiche Düfte suchen.

Ein vielfältiger und ausbaubarer Einstieg in ein Denktraining-Angebot.

Ziel

Wahrnehmung und Kommunikation, den Möglichkeiten der TN entsprechend verbal oder nonverbal. Die Sequenz ist in verschiedener Hinsicht sehr ausbaubar. Über Sinneswahrnehmungen (tasten, sehen) werden die Erinnerungen angesprochen, stimuliert und genutzt (episodisches Gedächtnis, biografische Erfahrungen). Auch der Bezug zur Gegenwart kann angesprochen werden. Die TN setzen ihre Sprachkompetenz ein zur Wortfindung und zum Formulieren. Sie brauchen dazu ihre Fantasie und ihre Kreativität. Da die Sequenz sehr sinnlich gestaltet ist, ist ein nonverbales Mitmachen möglich. Die TN haben zudem die Möglichkeit eventuell auch ihr Wissen (semantisches Gedächtnis) einzubringen.

Vorbereitung

Auf dem Tisch ist ein Weg ausgelegt. Material:

- Wegstücke aus grauem und braunem Papier
- Bild eines Haus als Start
- Mögliche Bilder und Gegenstände für den Weg (siehe unten)
- Tastsäckchen mit Gegenständen (siehe unten)

Unterwegs

Wohin führt uns der Weg? Der Bewohner kann sich als erstes dazu äußern, was er auf dem Tisch sieht und was es sein könnte. In verschiedenen Tastsäckchen sind Gegenstände, die auf ein Teilstück des Weges hinweisen. Die Gegenstände werden ertastet und benannt, wenn das möglich ist. Wenn nicht, wird der Gegenstand hervorgeholt und angeschaut und bestimmt, auf welches Wegstück er hinweist.

Start vom Haus aus und dem Weg folgen. Der Weg ist immer anders beschaffen. Der Bewohner beschreibt, wie der Weg aussieht und was alles zu sehen ist. Das kann Erinnerungen und Assoziationen wecken. Oft ergibt sich ein Bezug zur Gegenwart.

Wo endet der Weg? „Wo wolltest du schon lange hin? Wo verweiltest du gerne? Wen möchtest du besuchen?" (Fantasie)

Gegenstände neben oder unter dem Wegstück:

- Steine auf einem Wegstück
- Farbige Filzblumen auf einem Wegstück
- Bild Bärengehege oder Zoo
- Bild Vogel
- Bild Schweine
- Bild Autostraße unter dem Weg
- Bild Kirchturm (oder Kirchturm aus Bauklötzchen)
- Bild Hundehaus
- Bild Stute mit Fohlen
- Sand auf ein Wegstück streuen

Einige Beispiele zum Inhalt der Tastsäckchen, die auf ein Wegstück hinweisen:

- Stein (steiniger Weg)
- Schnecke, Duftdöschen (Blumenwiese)

- Plüschbärchen (Zoo oder Bärengehege)
- Vogelfeder (Vogel am Weg)
- Schwein aus Holz oder Schleichtier (Schweine am Weg)
- Spiel-Auto (Autostraße)
- Glöckchen oder CD mit Glockengeräusch (neben der Kirche)
- Hund aus Holz oder Schleichtier (neben Hundehaus)
- Pferd aus Holz oder Schleichtier (neben Pferdeweide)
- Muschel (sandiger Weg)

Geübt werden Wahrnehmung, Sprache, Abruf und Formulierung

Beispiele
Wortfindung

- Wie fühlt sich der Gegenstand an?
- Hast du eine Lieblingsblume?

Visualisieren und Verknüpfen

- Sich seine Lieblingsblume visuell vorstellen, welche Farbe hat sie, wie riecht sie? Wo befindet sie sich? Wohin würde ich gehen, wenn ich diese Blume pflücken oder kaufen möchte?
- Sich „seine" Kirche vorstellen. Wie tönten die Glocken? Welche Musik höre ich da? Mit wem ging ich in diese Kirche? Wo steht sie?

Induktive Denkaufgabe

- 3 Duftdöschen mit Rose, Lavendel, Essig
  Welcher Duft gehört nicht zu einer Blume?

Merken

- Der Bewohner erhält einen Stein, schaut ihn sich genau an, ertastet ihn und gibt ihn wieder ab. Dieser Stein wird zu anderen Steinen gelegt. Der Bewohner schaut sich alle Steine an und ertastet sie. „Erkennst du deinen Stein wieder?"
- KIM: 3–5 Tiere: Bär, Pferd, Hund, Schwein, Muschel werden mit einem Tuch zugedeckt, dann tauscht der Betreuer 1 oder 2 Tiere aus: z. B. Bär gegen Hund, Schnecke gegen Muschel.

Dieses Angebot kann mit weiteren „angebauten" Wegstücken längere Zeit immer wieder präsentiert werden. Verschiedene Möglichkeiten, um einzusteigen und weiterzufahren:

- Den Weg „gehen"
- Wahrnehmen: Was auf dem Tisch liegt einfach wahrnehmen (Sehen, Tasten, Hören, Riechen), mit einigen Hinweisen auf Wortfindung, induktivem Denken, Visualisieren. Der Weg kann später „begangen" werden.
- Der Weg kann in alle Richtungen ausgebaut werden und jeder Gegenstand auf dem Weg kann zum Thema werden: Bären, Schweine, Pferde, Vögel etc.

Wie können die Teilnehmer zum Sprechen angeregt werden (Denkanstöße), z. B.:

- Bei der Kirche: Kirchengeläut wird manchmal als störend empfunden.
- Beim sandigen Wegstück: Am besten spürt man den Sand barfuß.
- Bild „Schweine": Heute leben Schweine nicht nur in Ställen.
- Bild Wald: Ein Waldspaziergang ist erholsam.
- Vogel: Im Garten leben viele Vögel.
- Autobahn: Auch auf der Brücke über der Autobahn ist es lärmig.
- Zoo: Bären können klettern. Bären schwimmen gerne.

3.2   Induktive Denkaufgaben

▶   Induktive Denkaufgaben sind das „Herzstück" im Denkatelier.

Die Aufgaben sind sehr praxisbezogen und haben einen hohen Transfer auf die Bewältigung des Alltags und auf Problemlösungen.

Bei induktiven Denkaufgaben werden allgemeine Regeln aus Einzelfällen hergeleitet und Zusammenhänge und Störungen der Regeln erkannt. Es geht dabei immer um ein Vergleichen (Merkmale von Objekten; Beziehungen zwischen Objekten), wobei Unterschiede und Gemeinsamkeiten festzustellen sind. Denkprozesse werden mit induktiven Denkaufgaben angeregt und gefördert. Nach dem Training des induktiven Denkens lässt sich in allen Altersklassen ein hoher Transfer auf Lernen und Problemlösungen nachweisen (Klauer 1993, 2001; Rebok et al. 2014; Wolinsky et al. 2006).

Beim deduktiven Denken wird vom Allgemeinen auf das Besondere, den Einzelfall geschlossen. Deduktive Schlussfolgerungen sind logisch „gültig". Bei deduktiven Denkaufgaben müssen Regeln und Gesetzmäßigkeiten angewendet werden. Beispiele von deduktiven Schlussfolgerungen:

Anna ist kleiner als Konrad.
Konrad ist kleiner als Ernst.
Also ist Ernst der Größte.

Alle Schweizer sind Europäer.
Alle Zürcher sind Schweizer.
Also sind alle Zürcher Europäer.

▶   **Wichtig**
    Training des deduktiven Denkens: Regeln anwenden.
    Training des induktiven Denkens: Regeln erkennen

Aufgaben zum induktiven Denken sind nach Klauer (Klauer 1993, 2001, 2016) in sechs Klassen unterteilt. Die verschiedenen Bereiche des induktiven Denkens sind mit bildgebenden Verfahren sogar teilweise auseinander zu halten – je nach Aufgaben-Klasse sind andere Hirnregionen involviert (Jia et al. 2011).

Merkmale/Eigenschaften vergleichen
1. Generalisierung (GE)
   ⇒ Ordnen
   Merkmale, Eigenschaften sind gleich.
   Klassen müssen gebildet und ergänzt und Gemeinsamkeiten gefunden werden.
   Was ist gleich? Was gehört zusammen?
2. Diskrimination (DI)
   ⇒ Außenseiter:
   Merkmale, Eigenschaften sind verschieden.
   Unpassendes muss gestrichen werden.
   Was gehört nicht dazu? Was ist anders und muss ausgeschieden werden?
3. Kreuzklassifikation (KK)
   ⇒ Merkmale, Eigenschaften können sowohl gleich, als auch verschieden sein.
   Welche Eigenschaften, Merkmale sind gleich, welche sind anders?
   Dabei müssen mindestens zwei Merkmale gleichzeitig beachtet werden.
   Diese Aufgaben werden oft in Tabellenform dargestellt.
Beziehungen/Relationen vergleichen

4. Beziehungserfassung (BE)
 ⇒ Beziehungen vergleichen
 Beziehungen/Relationen werden erfasst. Analogien werden entdeckt und Folgen ergänzt. In welcher Beziehung stehen sie zueinander?
5. Beziehungsunterscheidung (BU)
 ⇒ Fehlersuche
 Eine Folge kann gestört sein, in einem Ablauf sind Fehler
 Fehler in einer Folge müssen entdeckt werden.
6. Systembildung (SB)
 ⇒ Welche Beziehungen sind gleich, welche sind anders?
 Beziehungen, Relationen können sowohl gleich, als auch verschieden sein.
 Beim Vergleichen können wir gleiche und unterschiedliche Beziehungen finden.
 Aufgaben werden in einem Schema (einer Tabelle) dargestellt.

▶ **Wichtig**

Im Denktraining haben figurale Übungen (Bilder und Gegenstände) Vorrang.

    Verbale und numerische Übungen sind möglich, wenn ein Bewohner lesen und rechnen kann.

Induktive Denkaufgaben begleiten uns stets im Alltag. Wie sieht das aus?

Merkmale, Eigenschaften vergleichen	Beziehungen, Relationen vergleichen
1. (GE) Generalisierung Was ist gleich? Was gehört zusammen? Was gehört dazu? **Alltag** Ordnen: Gleiches zu Gleichem in der Besteckschublade im Büro, im Werkzeugkasten, im Kleiderschrank Beim Tischdecken: Sind Teller, Messer, Gabel, Glas bei jedem Platz?	4. (BE) Beziehungserfassung In welcher Beziehung stehen Merkmale zueinander? **Alltag** Kleider im Schrank nach Längen ordnen. Verkehrsampeln zeigen nacheinander grün, orange, rot. Die rote Ampel leuchtet. Welches Licht kommt jetzt als nächstes?
2. (DI) Diskrimination Außenseiter Was gehört nicht dazu? Was ist anders und kommt weg? **Alltag** Aussortieren: Küche: Gabel mit krummem Zinken, Im Kleiderschrank: blauen Pulli bei den roten wegnehmen, Schuhschrank: der Turnschuh gehört nicht zu den Winterstiefeln	5. (BU) Beziehungsunterscheidung Fehlersuche Eine Folge kann gestört sein, in einem Ablauf sind Fehler **Alltag** Gestörte Folge, Fehler, z. B. im Kleiderschrank zu kurze Hosen bei geordneten Längen Die Tassen im Geschirrschrank sind nach Farben geordnet. Die blaue muss bei den roten entfernt werden

Merkmale, Eigenschaften vergleichen	Beziehungen, Relationen vergleichen
3. (KK) Kreuzklassifikation Welche Eigenschaften, Merkmale sind gleich, welche sind anders? Gegenstände können gleiche und unterschiedliche Merkmale haben **Alltag** Im Werkzeugkasten: Schrauben gleicher Größe mit unterschiedlichen Köpfen (gewölbt – flach) In der Küche: Lebensmittel: Früchte gehören in die Fruchtschale, Milchprodukte in den Kühlschrank	6. (SB) Systembildung Welche Beziehungen sind gleich, welche sind anders? Wir können gleiche und unterschiedliche Beziehungen finden **Alltag** In meiner Familie: es ist die gleiche Familie, die Eltern sind älter, die Kinder jünger In meinem Zimmer: die Hosen gehören in den Kleiderschrank, die Socken in die Kommodenschublade

Beispiele von Aufgaben mit Gegenständen

3.2.1   Generalisation figural

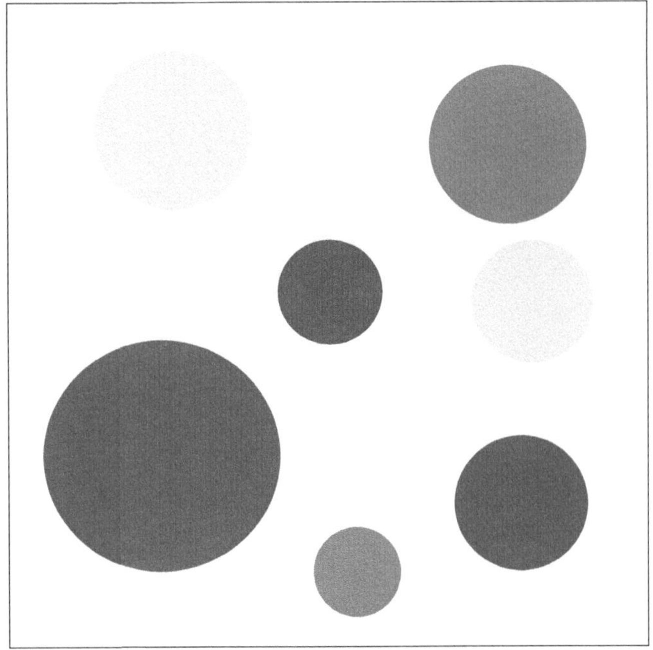

Welche Kugel passt nach oben?

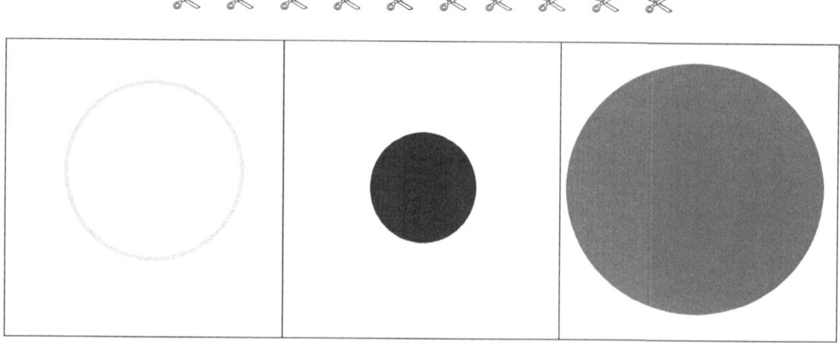

3.2.2   Beziehungserfassung figural

Sind die Kugeln der Größe nach geordnet?
Welche muss anders eingeordnet werden?

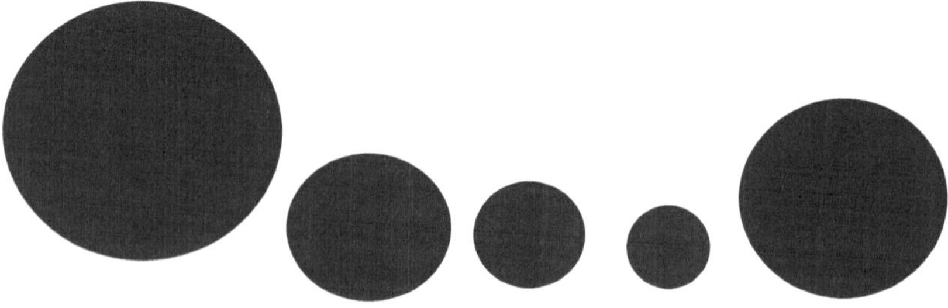

3.2.3 Diskrimination figural

Was passt nicht dazu?

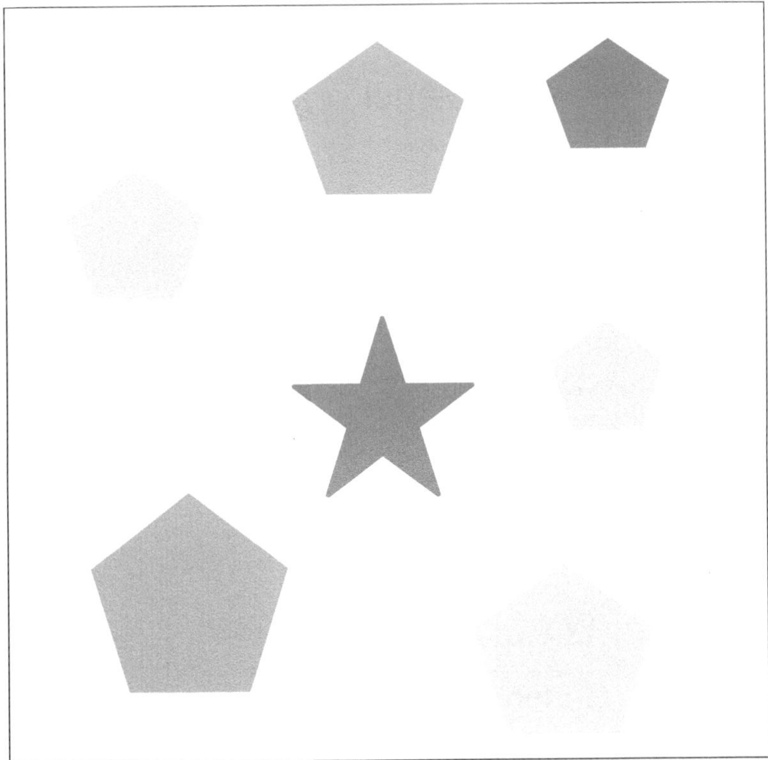

Weitere Beispiele von induktiven Denkaufgaben

3.2.4   Kreuzklassifikation verbal

Wohin gehören die Tiere?
Schreibe die Tiere in die leeren Felder!
Hirsch – Uhu – Katze – Hase – Lerche
Kuh – Schwalbe – Amsel

	Vögel	Vierbeiner
Wald		
Garten		
Stall		
Feld		

Lösung

	Vögel	Vierbeiner
Wald	Uhu	Hirsch
Garten	Amsel	Katze
Stall	Schwalbe	Kuh
Feld	Lerche	Hase

3.2.5 Systembildung figural

Sudoku Fische

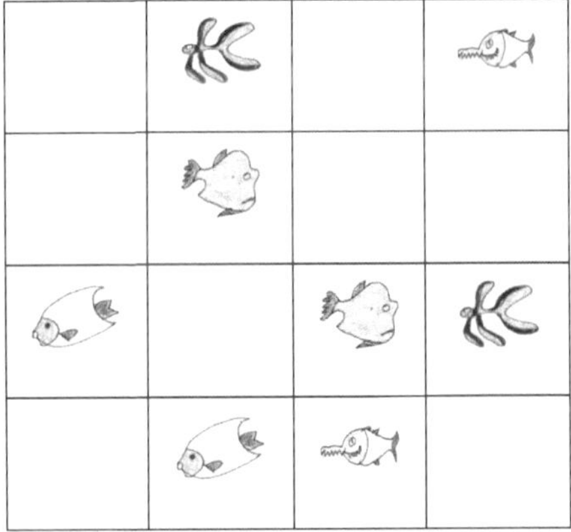

Aufgabe: In jeder Reihe (nebeneinander) und in jeder Spalte (untereinander) darf ein Bild nur einmal vorkommen.

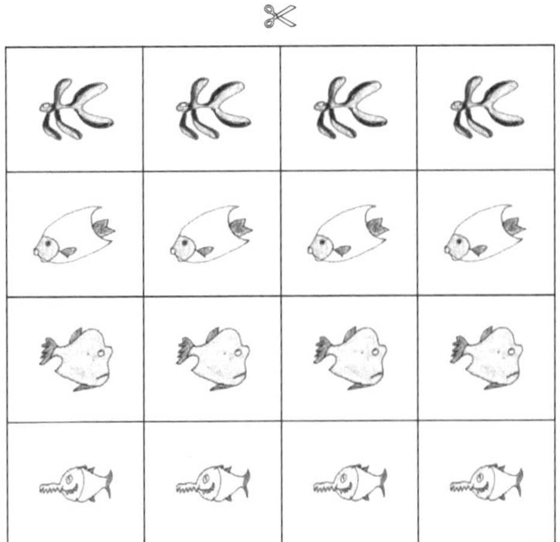

Material zum Ausschneiden

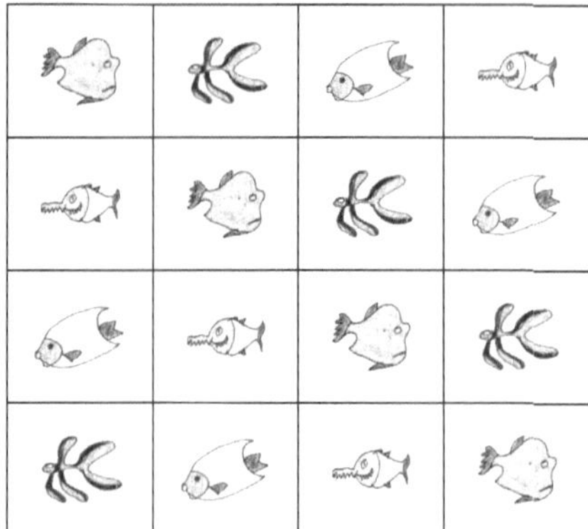

Lösung

© Bilder gezeichnet von A. Frick-Salzmann

3.2.6　Kreuzklassifikation figural

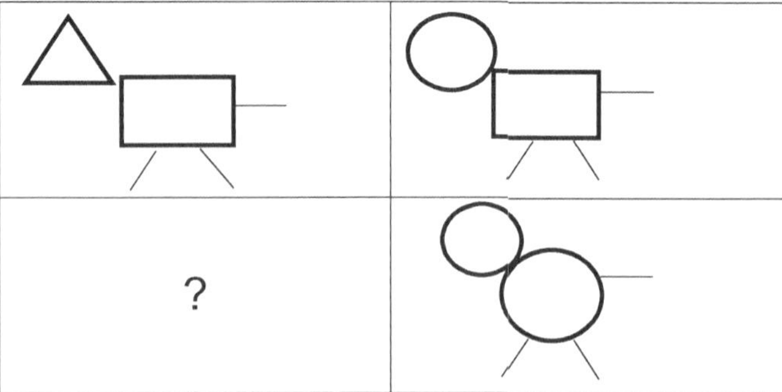

Aufgabe: Pia hat eine Schafherde aus geometrischen Figuren gezeichnet.
Wie muss das fehlende Schaf aussehen?

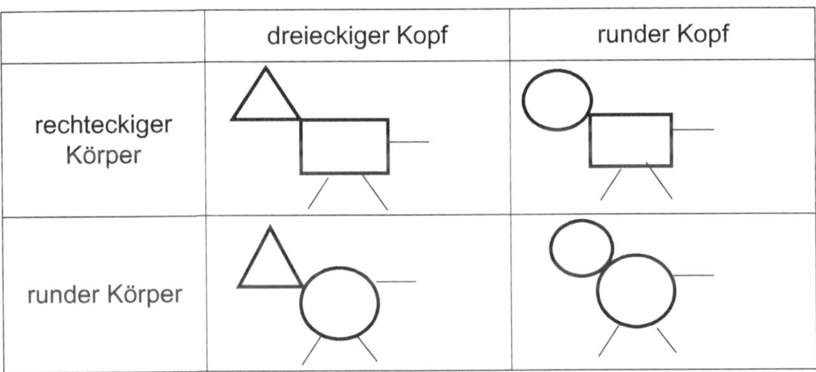

Lösung

3.2.7   Diskrimination numerisch

Aufgabe: Vater, Mutter und Sohn spielen je mit drei Würfeln gleichzeitig. Gewonnen hat, wer die höchste Zahl wirft. Der Sohn hat die Ergebnisse von vier Runden aufgeschrieben, eines ist jedoch falsch.

Mutter	Vater	Sohn
7	6	6
12	4	14
18	10	20
13	16	5

Lösung: Mit drei Würfeln kann höchstens das Ergebnis 18 erzielt werden. Der Sohn hat sich aber einmal 20 aufgeschrieben.

3.2.8   Systembildung figural

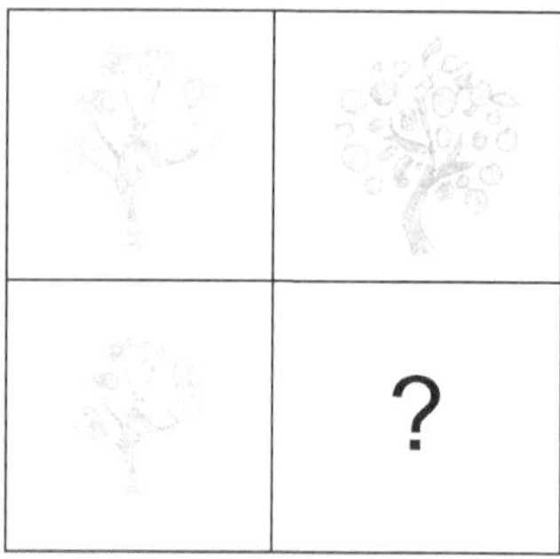

Aufgabe: Welches der vier Bilder unten kommt ins freie Feld?

Lösung: Zweites Bild von links

3.2.9   Kreuzklassifikation numerisch

Aufgabe: Ordne diese Zahlen in die untenstehende Tabelle ein:

3 – 27 – 8 – 19 – 7 – 9 – 24 – 16 – 17 – 12 – 37 – 21 – 6

	Einstellige Zahlen	Zweistellige Zahlen
Nur durch sich selbst teilbar (Primzahlen)		
Auch durch andere Zahlen teilbar		

Lösung

	Einstellige Zahlen	Zweistellige Zahlen
Nur durch sich selbst teilbar (Primzahlen)	3, 7	19, 17, 37
Auch durch andere Zahlen teilbar	8, 9, 6	27, 24, 16, 12, 21

3.2.10 Beziehungsunterscheidung

Schau genau, was ist hier falsch?

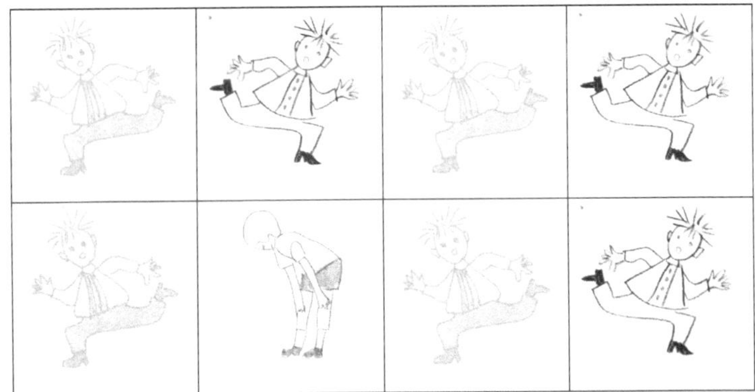

3.2.11 Systembildung mit Gegenständen anstelle von Arbeitsblättern

Beispiel Sudoku Einen Raster mit 9 Feldern, jedes (mindestens) $10 \times 10\,\text{cm}$ groß aus Papier zuschneiden. In diesen Feldern haben kleine Gegenstände gut Platz, z. B. kleine Bestecke (Messerchen, Gabeln, Löffel) oder kleines Geschirr (Becher, Teller Tassen) oder Formen aus Papier oder Quadrate in drei Farben.

Beispiel mit Papierformen:

Im Raster liegen schon 4 Formen

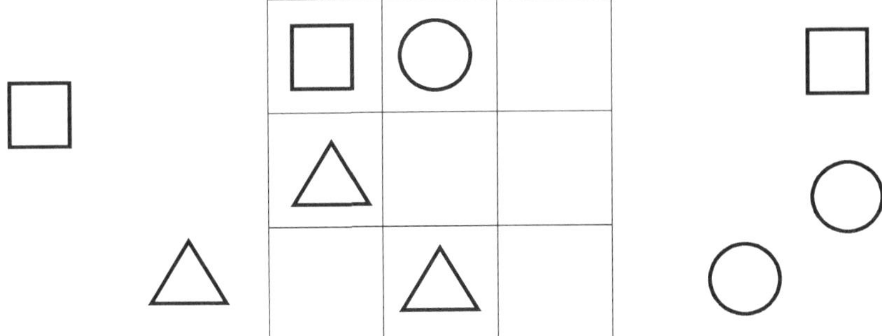

Aufgabe für den Bewohner ist, die Formen richtig einfügen nach den Regeln eines Sudokus: „In jeder Reihe (nebeneinander) und in jeder Spalte (untereinander) darf eine Form nur einmal vorkommen."

3.3   Räumlich-visuelle Vorstellung

Übungen zur räumlich-visuellen Wahrnehmung und Vorstellung können passend zu einem Thema eingesetzt werden. Dazu eignen sich u. a. Puzzle gut.

Aber weniger in dieser Form ➜

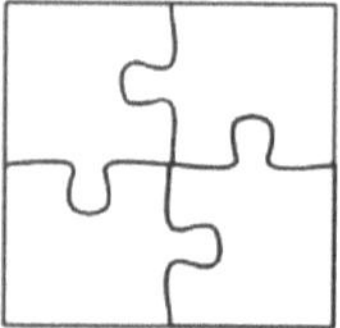

Besser eignen sich Postkarten oder andere Bilder, die mit geraden Schnitten geteilt werden. Der Schwierigkeitsgrad kann den Fähigkeiten der Teilnehmer angepasst werden: 3 oder 4 oder 5 oder noch mehr Teile.

Weiteres Übungsbeispiel einer räumlich-visuellen Aufgabe:

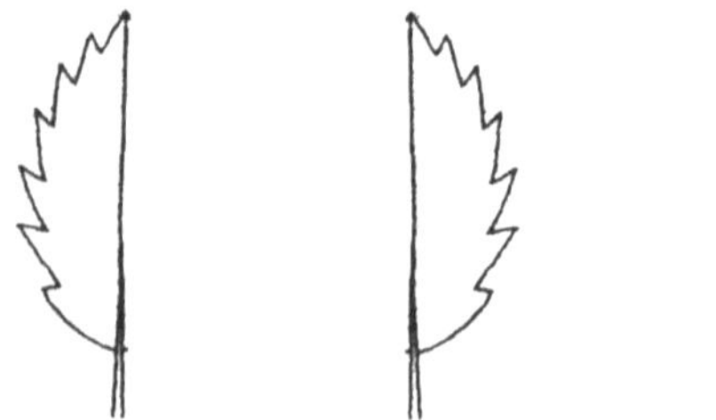

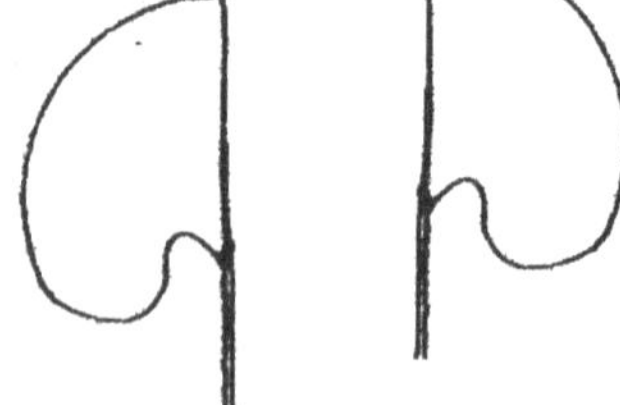

Blätter ergänzen

Blatthälften ausschneiden und zusammensetzen

3.4   Wortfindung

Wortfindungsübungen können schriftlich, mündlich oder mit Bildern eingesetzt werden.

3.5   Lesen

Viele Menschen mit einer geistigen Behinderung können nicht lesen. Je nach Syndrom jedoch sind Lesekenntnisse, mit sehr unterschiedlichem Niveau, vorhanden. Hier folgt ein Beispiel einer Geschichte, bei der darauf geachtet wurde, dass der Text nicht kompakt ist: Die Abstände zwischen den Zeilen sind größer und nach einem einzelnen Gedanken kommt ein neuer Abschnitt, das ergibt ein lockeres Bild. Gleiches Prinzip gilt beim Vorlesen: nach einem Gedanken folgt eine Pause.

Die folgende Geschichte entspricht den Kenntnissen eines Leseanfängers.

▶   Zwei weitere Geschichten „Tigerli" und „Was macht Tigerli?" sind online abrufbar.

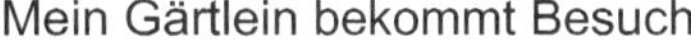
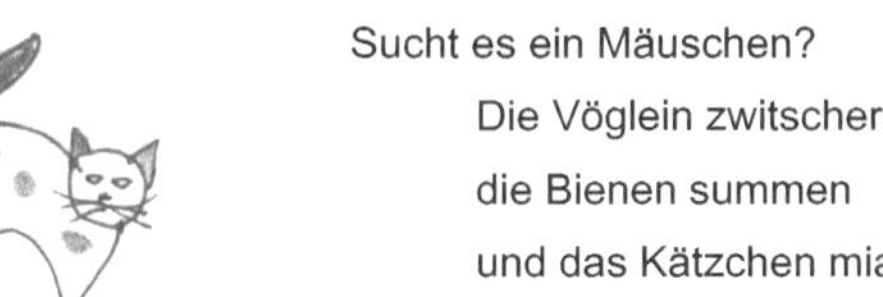
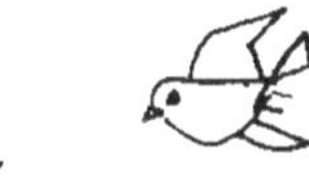
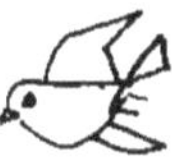
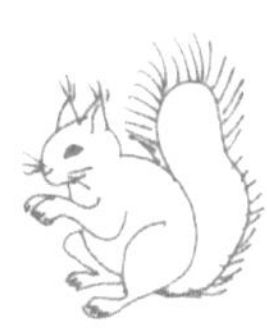

3.6   Merken

Figurale Merkübungen können gelegentlich auch eingesetzt werden.

▶ **Gut zu wissen**
- Wahrnehmung über alle Sinne
  Bewusstes Wahrnehmen fördert die Konzentration und die Aufmerksamkeit und damit eine bessere Aufnahme von Informationen.
- Induktive Denkaufgaben steigern die fluide Intelligenz und damit die Problemlösefähigkeit. Ein Trainingseffekt ist auch längere Zeit nach Abschluss eines Trainings nachweisbar. Wirksam sind längere, andauernde Trainings, weniger effizient kurze Interventionen. Induktive Denkaufgaben fördern die Lernfähigkeit und Konzentration und können auch das Gedächtnis verbessern. Der Effekt ist bei Kindern und Jugendlichen am größten. Erwiesenermaßen profitieren jedoch auch Menschen mit geistiger Behinderung von Übungen zum induktiven Denken.
- Räumlich-visuelle Vorstellung
  Übungen zur räumlich-visuellen Vorstellung trainieren die fluide Intelligenz. Menschen mit einer geistigen Behinderung sind auf diesem Gebiet meist überfordert. Jedoch Bilder, die mit geraden Schnitten geteilt wurden (Puzzle), eignen sich gut als Übung. Wichtig ist hier die Binnendifferenzierung. Ein ganzes Bild als Vorlage bei Schwierigkeiten ist hilfreich. Mit der Zeit kann auch die Anzahl der Puzzleteile gesteigert werden.
- Wortfindung
  Mit geistig behinderten Menschen Wortfindungsübungen durchzuführen kann ihren Wortschatz erweitern und ihnen eventuell helfen, sich besser auszudrücken um Missverständnisse zu vermeiden.

Trainingsvorbereitung 4

Auch eine nur viertelstündige Trainingseinheit muss sorgfältig vorbereitet werden. Es folgen Vorschläge, welche die Vorbereitungszeit für vielbeschäftigte Betreuer verkürzen können.

In den drei Heften „Keiner ist so schlau wie ich" (Marx und Klauer 2017) sind zahlreiche figurale Übungen gezeichnet, unten an der Seite ist jeweils vermerkt, um welche Kategorie der induktiven Denkaufgaben es sich handelt. Es ist ein Förderprogramm für Vorschulkinder, die noch nicht lesen können. Es eignen sich daher gut für das Denktraining geistig behinderter Menschen, die nicht lesen können. Oft steht unter den Bildern: „Was siehst Du hier? Erzähle!" Falls ein Bewohner nicht sprechen (aber Anweisungen befolgen kann) müssen natürlich die Bilder vom Betreuer beschrieben werden.

Verkürzung der Vorbereitungszeit heißt aber nicht, die Hefte unbesehen mitzunehmen. Es lohnt sich vor einer Trainingseinheit einige Übungen zusammenzustellen, die in der Zeitspanne von einer Viertelstunde durchgearbeitet werden können. Meine Erfahrung hat gezeigt, dass diese bildlichen Übungen sehr gerne gemacht werden.

Eine große Anzahl von Spielen fördern verschiedene Hirnfunktionen. Empfehlenswert ist, einige Spiele anzuschaffen, die sich jederzeit im Denktraining einsetzen lassen. Falls mehrere Personen in einem Wohnheim das Denktraining anbieten, können die Spiele in eine für alle zugänglichen Kiste oder Plastikbox aufbewahrt werden. Dann können die Spiele auch außerhalb des Denktrainings eingesetzt werden. Die Spiele können allein, zu zweit oder in Gruppen gespielt werden.

Beim Spielen sollten Wettbewerbssituationen vermieden werden. Damit macht das Spiel mehr Spaß, denn Wettbewerb wirkt meistens frustrierend. Die vorhandenen Spielregeln dürfen ruhig nicht beachtet werden. Die in einem Spiel vorhandenen

© Springer Fachmedien Wiesbaden GmbH, ein Teil von Springer Nature 2020   27
A. Frick-Salzmann, *Denktraining mit geistig behinderten Menschen,* essentials,
https://doi.org/10.1007/978-3-658-28055-0_4

Karten oder Pläne können ohne auf die Regeln abzustellen, eingesetzt werden. Da ist Kreativität gefragt. Auf Zeit sollte auch nicht gespielt werden. Zeitdruck blockiert und ist gar nicht förderlich. Die Schwierigkeitsgrade der Spiele sind sehr unterschiedlich. Es obliegt dem Betreuer, welche Spiele er einsetzen kann. Hinweise auf die Schwierigkeit sind die Altersangaben. Aber darauf kann man sich nicht unbedingt verlassen, also ausprobieren. Die Aufgaben können nämlich auch immer vereinfacht werden. Zeitersparnis für das Vorbereitung einer Trainingseinheit funktioniert nur, wenn sich der Trainingsleiter vorgängig mit den Spielen auseinandersetzt, die Abläufe kennt und Varianten ausprobiert. Erst dann kann ganz spontan (ohne Vorbereitung) ein Spiel eingesetzt werden. Eine Auswahl von Spielen ist unter 5 beschrieben.

Die meisten sind preisgünstige Spiele in kleinen Schachteln. Sie können online bestellt werden. Einige Personen ziehen es vor, Spiele in einschlägigen Spielgeschäften anzusehen und zu kaufen. Ein paar Spiele werden nicht mehr produziert, aber online noch angeboten.

Auch beim Denktraining-Angebot „Weg" lohnt sich eine Vorbereitung im Voraus: Wegstücke ausschneiden, Wegstücke gestalten, Gegenstände zum Tasten vorbereiten, Bilder wählen, die neben die Wegstücke gelegt werden, ist ein einmaliger großer Arbeitsaufwand. Somit ist jedoch alles zum Auslegen bereit und kann jederzeit eingesetzt werden. Damit ist die Vorbereitungszeit für eine viertelstündige Sequenz sehr reduziert.

5.1 Induktives Denken fördern

GEIER STURZFLUG Amigo Spiele, Spielautor Reinhard Staupe. Wird nicht mehr publiziert, jedoch online noch angeboten. 2–5 Spieler ab 6 Jahren, auch jünger. Wahrnehmung, Konzentration, Reaktion, induktive Denkaufgabe. In der Mitte liegt ein sechseckiger Plan. Die TN haben Karten mit acht verschiedenen Gegenständen in acht unterschiedlichen Farben. Sie werden an den Spielplan angelegt, es entstehen unterschiedlich lange Reihen. Kein Gegenstand und keine Farbe dürfen in einer Reihe zweimal vorkommen.

MURMELMONSTER Ravensburger. 2–4 Spieler ab 6 Jahren. 36 Monsterkärtchen, eine Schütteldose. Monsterkärtchen offen auslegen. Schütteldose schütteln. Nun wird das Monsterkärtchen gesucht, das die gleiche Anordnung der Murmeln zeigt wie sie in der Schütteldose zu sehen ist. Binnendifferenzierung: nur eine begrenzte Anzahl Monsterkarten hinlegen. Falls keine der Anordnung in der Schütteldose entspricht, einfach wieder schütteln.

SOLCHE STROLCHE Amigo Spiele. 2–8 Spieler ab 4 Jahren. Wahrnehmung, Konzentration, Reaktion, induktive Denkaufgabe. 25 Karten mit einem großen Tier (je 5 Tiere in 5 Farben), werden alle auf dem Tisch verteilt. 25 Karten mit jeweils nur 4 verschiedenen Tieren (Aufgabenkarten), kommen als verdeckter Stapel in die Mitte. Eine Karte vom Stapel ziehen, wo ist das fehlende Tier auf dem Tisch? Binnendifferenzierung: Es ist empfehlenswert hier die Aufgabenkarten zu reduzieren.

QWIRKLE Schmidt Spiele 2–4 Spieler ab 8 Jahren. Wahrnehmung, Konzentration, induktive Denkaufgabe.

© Springer Fachmedien Wiesbaden GmbH, ein Teil von Springer Nature 2020
A. Frick-Salzmann, *Denktraining mit geistig behinderten Menschen*, essentials,
https://doi.org/10.1007/978-3-658-28055-0_5

QWIRKLE CUBES Etwas kleine, aber handliche Steine mit sechs unterschiedlichen Symbolen und sechs unterschiedlichen Farben. Im Denktraining die Spielanleitung nicht beachten. Vorgehen: Der Bewohner sucht aus den ausgelegten Steinen eine Reihe von 3–6 Steinen mit unterschiedlichen Symbolen in der gleichen Farbe oder mit gleichen Symbole in unterschiedlichen Farben. Binnendifferenzierung: Aufgabe erweitern: An eine Reihe können weitere Steine angelegt werden – z. B. bei einer Reihe von Steinen mit gleichen Formen werde zu einem der Steine, weitere Steine mit dem gleichen Formen, aber mit unterschiedlichen Farben angelegt.

QWIRKLE CARDS Gleiches Vorgehen wie oben. Die Würfel sind aber handlicher und übersichtlicher als die Karten.

SET 2–8 Spieler Amigo Spiele. 2–8 Jahre ab 10 Jahren. Induktive Denkaufgaben. Alle Spielkarten sind verschieden. Sie unterscheiden sich in vier Eigenschaften: Menge – 1, 2 oder 3, Farbe – rot, violett, oder türkis, Form – Oval, Balken oder Welle, Füllung – leer, halb oder voll. 3 Karten bilden ein Set wenn sie entweder genau gleich oder völlig verschieden sind. Die Fragen: „Ist die Menge, ist die Farbe, ist die Form, ist die Füllung genau gleich oder völlig verschieden?" müssen immer mit „Ja" beantwortet werden können. (Die Bilder auf den Karten finde ich nicht ansprechend.)

DOMINO SCHUBITRIX Schubi Lernmedien AG Schaffhausen Schweiz, ab 5 Jahren, diverse Versionen von einfach bis schwierig. Wahrnehmen, Beobachten, Differenzieren, Konzentration, Induktives Denken.

KLEINE FISCHE noris. 2–4 Spieler, ab 7 Jahren, auch jünger. Risiko eingehen oder Zurückhaltung üben, das ist hier die Frage. Die Karten eignen sich auch für induktive Denkaufgaben (die Spielregeln werden hier nicht beachtet): GE gleiche Fische suchen – BE Fische nach Größe ordnen.

5.2　Förderung der visuell-räumlichen Vorstellung

MAKE „N" BREAK Ravensburger. 2–4 Spieler ab 8 Jahren. 8 Holzbausteine, 30 Baukarten mit 60 Aufgaben, 1 Würfel. Spielregel bitte nicht beachten. Ohne Würfel spielen. Bausteine aufstellen, Baukarten mischen, als Stapel bereitlegen. Eine Baukarte aufdecken und mit den Bausteinen das Bauwerk nachbauen. Besteht das Bauwerk aus grauen Steinen muss nur die Anordnung beachtet werden und die Farbe der Bausteine spielt keine Rolle.

DIGIT Piatnik Spiel 2–4 Spieler ab 8 Jahren. Räumliches Vorstellungsvermögen. Mit 5 Hölzchen müssen die auf den Karten abgebildeten Figuren nachgelegt werden. Die 5 Hölzchen sind sehr klein, sie können mit 5 Kaplastäben ersetzt werden.

POTZ KLOTZ Kallmeier. 2–4 Spieler ab 7 Jahren. Räumliche Orientierung, Konzentration. 5 Holzwürfel, 56 Karten mit Abbildungen von „Gebäuden", die aus genau 5 Klötzen bestehen (bei einigen ist ein Klotz verdeckt), ein Spielplan (5 × 5 Raster). Die Karten liegen verdeckt auf dem Tisch. Eine Karte wird aufgedeckt, das darauf abgebildete Gebäude wird nachgebaut. Der Spieler muss feststellen, ob er ein Gebäude hat, das er durch Umlegen von nur einem Würfel nachbauen kann. Die eher kleinen Holzwürfel können mit größeren Holzklötzchen ersetzt werden. Binnendifferenzierung: Anstelle der angegebenen Spielregel, nur eine Karte mit einem Gebäude zeigen und dieses nachbauen lassen.

RINKS & LECHTS Amigo Spiele. 2–8 Spieler ab 6 Jahren, kann gut alleine gespielt werden.

Räumliche Orientierung. 7 Polizistenkarten liegen kreisförmig angeordnet offen auf dem Tisch, ihre Füße zeigen zur Kreismitte. Die Polizisten sind von vorne oder von hinten abgebildet, in den oberen Ecken befindet sich ein Gegenstand. 43 Aufgabenkarten liegen als verdeckter Stapel in der Kreismitte, sie zeigen den Gegenstand, der darauf hinweist, bei welchem Polizisten gestartet werden muss. Unter dem Gegenstand sind drei auszuführende Bewegungen abgebildet. Das Spiel beginnt: Eine Karte wird offen auf den Stapel gelegt. Der Spieler überlegt sich, ohne die Hände zu benutzen und ohne etwas zu sagen, bei welcher Polizistenkarte man nach den 3 ausgeführten Bewegungen landen wird. Die Schwierigkeit besteht darin, wo nun rechts und links ist, denn es muss immer vom Polizisten aus gesehen werden. Ein sehr schwieriges Spiel! Binnendifferenzierung: Die Polzisten nicht im Kreis, sondern in einer Reihe auslegen und mündliche Anweisungen (rechts und links) geben.

Einfacher: Nur die 3 Polzisten von hinten gesehen, noch einfacher, die von vorne gesehenen 4 Polizisten, hinlegen.

TANGRAM diverse Anbieter. Ein chinesisches Puzzle, räumliches Vorstellungsvermögen, Fantasie.

Figuren werden nach Vorlage gelegt. Die kompakten Bilder sind schwierig nachzubilden. Ein Trainingseffekt wird jedoch schon erzielt, wenn die Umrisse der einzelnen Teile sichtbar sind.

HANDSUP Schmidt Spiele. 2–8 Spieler ab 6 Jahren, eher schwierig. Räumlich-visuelle Aufgabe: beobachten, reagieren, bewegen. 56 Karten mit Abbildungen von Händen. Eine Karte wird aufgedeckt, der Spieler muss nun seine Hände in die abgebildete Position bringen. Es gibt auch Positionen, die unmöglich nachzubilden sind. Binnendifferenzierung: Nur mit reduzierten Karten spielen und eventuell die unmöglichen Positionen weglassen.

5.3   Wortfindung

ACTIVITY KOMPAKT Piatnik Partyspiele. 3–16 Spieler ab 12 Jahren, eher schwierig. Wortfindung, Abstraktionsvermögen, Flexibilität, divergentes Denken. Ein Begriff müssen entweder mit Worten oder durch Zeichnen oder durch Pantomime dargestellt und vom Partner (oder den Anwesenden) erraten werden. Im Dialogtraining können der Spielplan und die Spielkarten als Anregung dienen. Der Betreuer entscheidet, welche Art der Darstellung gewählt werden soll. Die Sanduhr im Spiel wird nicht benutzt. Die Pantomime eignet sich eventuell am besten.

BOGGLE Parker. 1–8 Spieler ab 8 Jahren. Konzentration, Wortfindung. 16 Buchstaben werden in einem „Becher" geschüttelt und fallen in einen quadratischen Raster. Wie viele Wörter lassen sich senkrecht, waagrecht oder diagonal finden? Etwas lärmig.

5.4   Merkfähigkeit

SCHLAUER BAUER Adlung Spiele. 2–5 Spieler ab 6 Jahren (schwierig, kann aber gut vereinfacht werden). Merkfähigkeit, Gedächtnis. Die 60 Karten mit vier verschiedenen Tieren in einem verdeckten Stapel auflegen, eine Karte um die andere aufdecken – laut sagen was abgebildet ist – verdeckt hinlegen. Sobald der Bewohner meint zu wissen, wo vier gleiche Karten liegen, deckt er diese Karten auf. Binnendifferenzierung: nur 2 gleiche Karten suchen.

PLUMPSACK Amigo Spiele. 2–5 Spieler ab 5 Jahren (schwierig). Merkfähigkeit, Gedächtnis.

49 Spielkarten, ein Plumpsack. 8 Spielkarten werden aufgedeckt im Kreis angeordnet, die Pfeile müssen außen liegen. Der Bewohner merkt sich die 8 Karten gut. Dann alle 8 Karten umdrehen. Der Betreuer legt den Plumpsack außen an eine

beliebige Karte. Kann jetzt der Bewohner sagen, welcher Gegenstand auf der verdeckten Karte abgebildet ist? Die Karte wird aufgedeckt. Wenn richtig getippt wurde, bleibt die Karte offen liegen. Der Pfeil zeigt an, wohin der Plumpsack wandern muss.

Binnendifferenzierung: mit weniger Karten vereinfachen.

NANU? Ravensburger. 2–4 Spieler ab 4 Jahren. Merkfähigkeit, Gedächtnis. 24 Bildkarten, 5 Deckel, ein Farbwürfel. Bildkärtchen offen auf dem Tisch verteilen. Der Bewohner bedeckt nacheinander fünf Bildkärtchen und sagt dabei, welchen Deckel er über welches Kärtchen legt. Mit dem Farbwürfel würfeln, der farbige Punkt gibt an, unter welchen Deckel er schauen darf, zuerst muss er aber das Bild, dass er unter dem Deckel vermutet, nennen. Binnendifferenzierung: Nur mit zwei Deckeln arbeiten, der Betreuer nennt die Farbe. Nächste Schritte: Deckelanzahl steigern.

5.5   Rechnen

BÄRENRENNEN Simba. Wird nicht mehr publiziert, wird aber eventuell online noch angeboten.

Spiele 2–4 Spieler ab 7 Jahren, auch für Jüngere. Kombinieren, rechnen, Geduld üben. Bei jedem Zug wird mit drei Würfeln gleichzeitig gewürfelt. Mit den erzielten Würfelzahlen muss man versuchen, möglichst viele Felder nacheinander mit seinem Spielbärchen zu betreten. Wer ist zuerst beim Bienenkorb?

DOTS Adlungs Spiele. 2–6 Spieler ab 10 Jahren, rechnen können ist Voraussetzung. Wahrnehmung, Konzentration, Reaktion, kombinieren, rechnen. 5 Zahlenkarten in sechs verschiedenen Farben, 30 Motivkarten. Die Spieler zählen wie viele Kugeln auf allen offenen Motivkarten zusammen abgebildet sind. Diesen Wert müssen sie mit ihren 5 Zahlenkarten darstellen. Im Denktraining nur Zahlenkarten in einer Farbe verwenden und die Motivkarten reduzieren.

LOBO Amigo Spiele. 2–8 Spieler ab 8 Jahren, rechnen können ist Voraussetzung. Konzentration, Rechnen, geistige Beweglichkeit. Karten mit Zahlen von 2–10 werden ausgespielt und zusammengezählt. Ziel ist es, die „77“ und alle Paschzahlen nicht zu erreichen.

Was Sie aus diesem *essential* mitnehmen können

- Menschen mit einer geistigen Behinderung sind dankbar für geistige Stimulation
- Induktive Denkaufgaben sind praxisbezogen und haben einen hohen Transfer auf die Bewältigung des Alltags und auf Problemlösungen
- Sie erweitern Ihr Wissen über Induktive Denkaufgabe, auch anhand von Beispielen
- Sie lernen unterschiedliche Aufgaben für mehr oder weniger kognitiv eingeschränkte Menschen kennen
- Auch Menschen die nicht sprechen, können am Denktraining teilnehmen
- Farbige Arbeitsblätter mit figuralen und verbalen Aufgaben für die Arbeit sind online abrufbar

© Springer Fachmedien Wiesbaden GmbH, ein Teil von Springer Nature 2020   35
A. Frick-Salzmann, *Denktraining mit geistig behinderten Menschen*, essentials,
https://doi.org/10.1007/978-3-658-28055-0

Literatur

elk Verlag. (o. J.). Waldgeräusche und Waldbilder. Wassergeräusche und Wasserbilder. Zoogeräusche und Zoobilder. CDs mit Geräuschen und entsprechenden Bildern. https:// elkverlag.ch.

Hogenboom, M. (2014). *Menschen mit geistiger Behinderung besser verstehen*. München: Reinhardt.

Insieme. (o. J.). Geistige Behinderungen. Definitionen. http://insieme.ch/geistige-behinderung/definitionen/. Zugegriffen: 30. Apr. 2019.

Jia, X., Liang, P., Lu, J., Yang, Y., Zhong, N., & Li, K. (2011). Common and dissociable neural correlates associated with component processes of inductive reasoning. *Neuroimage, 56*(4), 2292–2299.

Klauer, K. J. (1991a). *Denktraining für Kinder I*. Göttingen: Hogrefe.

Klauer, K. J. (1991b). *Denktraining für Kinder II*. Göttingen: Hogrefe.

Klauer, K. J. (1993). *Denktraining für Jugendliche*. Göttingen: Hogrefe.

Klauer, K. J. (Hrsg.). (2001). *Handbuch Kognitives Training*. Göttingen: Hogrefe.

Klauer, K. J. (2011). *Transfer des Lernens*. Stuttgart: Kohlhammer.

Klauer, K. J. (2014). Training des induktiven Denkens. Fortschreibung der Metaanalyse von 2008. *Zeitschrift für Pädagogische Psychologie, 28*, 1–16.

Klauer, K. J. (2016). *Denksport für Ältere. Geistig fit bleiben. Vierte überarbeitete Auflage*. Bern: Hogrefe.

Marx, E., & Klauer, K. J. (2007). *Keiner ist so schlau wie ich. Hefte I bis III*. Göttingen: Vandenhoeck & Ruprecht.

Rebok, G. W., Ball, K., et al. (2014). Ten-year effects of the advanced cognitive training for independent and vital elderly cognitive training trial on cognition and everyday functioning in older adults. *Journal American Geriatrics Society, 62*, 16–24.

Wikipedia. (o. J.). Geistige Behinderung. http://de.wikipedia.org/wiki/Geistige_Behinderung. Zugegriffen: 4. Mai 2019.

Wolinsky, F., et al. (2006). The effects of the ACTIVE cognitive training trial on clinically relevant declines in health-related quality of life. *Journal of Gerontology, 61B*(5), 281–287.

© Springer Fachmedien Wiesbaden GmbH, ein Teil von Springer Nature 2020   37
A. Frick-Salzmann, *Denktraining mit geistig behinderten Menschen*, essentials,
https://doi.org/10.1007/978-3-658-28055-0

Weiterführende Literatur

Everts, R., & Ritter, B. (2017). *Memo, der vergessliche Elefant. Mit Gedächtnistraining spielerisch zum Lernerfolg.* Bern: Hogrefe.
Frick, A. (2014). *Geistig vital. 110 Denkübungen.* Berlin: Springer.
Frick, A. (2017). *Gedächtnis: Erinnern und Vergessen.* Wiesbaden: Springer Fachmedien.
Theunissen, G. (2016). *Geistige Behinderung und Verhaltensauffälligkeiten. Ein Lehrbuch für Schule, Heilpädagogik und außerschulische Unterstützungssysteme.* Bad Heilbrunn: Klinkhardt.